CONTRIBUTION

A

L'ÉTUDE DU LATHYRISME

— INTOXICATION CHRONIQUE PAR LES GESSES —

PAR

LE DOCTEUR LOUIS ASTIER

ÉLÈVE DU SERVICE DE SANTÉ MILITAIRE
PRÉPARATEUR DE CHIMIE ET D'HISTOIRE NATURELLE A L'ÉCOLE
DE MÉDECINE ET DE PHARMACIE D'ALGER
ANCIEN INTERNE DES HÔPITAUX, LAURÉAT DE L'ÉCOLE DE MÉDECINE
D'ALGER

LYON
IMPRIMERIE PITRAT AINÉ
4, RUE GENTIL, 4

1883

CONTRIBUTION

A

L'ÉTUDE DU LATHYRISME

— INTOXICATION CHRONIQUE PAR LES GESSES —

CONTRIBUTION

A

L'ÉTUDE DU LATHYRISME

— INTOXICATION CHRONIQUE PAR LES GESSES —

PAR

LE DOCTEUR LOUIS ASTIER

ÉLÈVE DU SERVICE DE SANTÉ MILITAIRE

PRÉPARATEUR DE CHIMIE ET D'HISTOIRE NATURELLE A L'ÉCOLE
DE MÉDECINE ET DE PHARMACIE D'ALGER

ANCIEN INTERNE DES HÔPITAUX, LAURÉAT DE L'ÉCOLE DE MÉDECINE
D'ALGER

LYON

IMPRIMERIE PITRAT AINÉ

4, RUE GENTIL, 4

1883

INTRODUCTION

Le professeur Cantani (de Naples) et après lui le professeur Bourlier (d'Alger) ont donné le nom de *lathyrisme* à une intoxication spéciale produite par l'ingestion des gesses comme substances alimentaires.

Cette intoxication se manifeste par des accidents médullaires qui paraissent se localiser surtout dans les cordons latéraux et donner lieu aux altérations fonctionnelles du tabes dorsal spasmodique.

Ayant été à même d'observer avec M. le professeur Bourlier une épidémie de lathyrisme, qui a frappé des Arabes habitant les premiers contreforts du massif de la Grande Kabylie, le but de ce travail est d'apporter à l'étude d'une question aussi intéressante notre modeste contribution.

Nous envisagerons tout d'abord les troubles fonctionnels du lathyrisme, puis nous examinerons successivement quelle est la portion de l'organisme qui est lésée, si les lésions tiennent réellement à l'usage des gesses, s'il faut les rapporter à l'action d'un principe toxique particulier contenu dans la graine, ou à une altération survenue accidentellement dans sa composition, et, dans ce cas, quelle est la nature de ce principe, enfin quelles sont les circonstances extérieures qui ont le plus d'influence sur le lathyrisme.

Nous sollicitons l'indulgence de nos juges pour les nombreuses imperfections de ce travail ; les circonstances ne nous ont pas permis de donner aux recherches expérimentales toute l'étendue nécessaire et de combler ainsi bien des lacunes.

Mais, avant tout, nous devons adresser nos plus sincères remerciements à M. le professeur Bourlier, qui a bien voulu nous aider de ses conseils et de son expérience.

CONTRIBUTION

A

L'ÉTUDE DU LATHYRISME

— INTOXICATION CHRONIQUE PAR LES GESSES —

SYMPTOMES ET MARCHE DE LA MALADIE

Les régions dans lesquelles nous avons observé le lathyrisme sont comprises entre le Bou-Zegza et la mer, d'une part, l'Oued-Isser et l'Oued-Boudouaou, d'autre part. Ce sont les premiers abords de la Kabylie.

Le pays, assez élevé (la plupart des villages se trouvent à 300 ou 400 mètres au-dessus du niveau de la mer), est des plus sains. Malheureusement il est très pauvre : tout au plus, çà et là, quelques maigres récoltes de fèves et de céréales. Les habitants sont donc obligés d'avoir des cultures dans la plaine ; si la récolte est bonne les céréales suffisent à leur alimentation, les gesses ne servent qu'à leur troupeau, mais si les récoltes de céréales viennent à manquer, ils sont obligés d'avoir recours aux gesses dont les plus pauvres font leur nourriture presque exclusive.

C'est ce qui eut lieu pendant l'année 1880-1881 et surtout pendant l'année 1881-1882.

Les préparations culinaires ne sont pas très variées : les Arabes mangent la farine de gesse soit à l'état de kouskoussou, soit sous forme de galette. Suivant eux, les accidents surviendraient bien plus rapidement lorsqu'ils ont fait usage de la première de ces préparations, que lorsqu'ils ont eu surtout recours à la seconde. Cela tient probablement au mode différent de cuisson : le kouskoussou étant simplement cuit à la vapeur, la galette nécessitant, au contraire, une température plus élevée qui favorise la destruction du principe toxique. La viande, le lait semblent augmenter l'action nocive de la farine. Nous nous réservons d'ailleurs de revenir plus tard sur ces faits et d'expliquer cette apparente singularité.

Tous les Arabes atteints de lathyrisme mangeaient des gesses (en arabe, djilben), mais tous ceux qui en mangeaient n'ont point été atteints, ce qui nous a conduit à admettre l'existence simultanée d'une cause déterminante, qui presque toujours nous a paru être l'humidité.

Il est difficile d'obtenir des indigènes des renseignements précis ; leur naturel craintif et soupçonneux les porte toujours à se dérober aux questions qu'on leur pose, ou bien à donner de faux renseignements : il est donc difficile, avec eux de démêler la vérité. Il faut avoir soin de se faire accompagner d'un interprète connaissant à fond leur langue et leurs usages ; c'est ce que nous fîmes d'ailleurs en choisissant dans ce but un de nos collègues, M. Ahmed ben Kouty, indigène et rompu comme tel à toutes les difficultés de la langue.

Suivant M. Bourlier, la population de ce massif peut être estimée à 18.000 habitants environ; sur ce chiffre, il faut compter de 1.100 à 1.200 malades. Dans certains villages (en kabyle, déchera), c'est dans la proportion de 1 sur 20 qu'il faut compter le nombre des individus atteints; à M'Raiel, au-dessus de Ménerville, cette proportion est dépassée et atteint le chiffre énorme de 1 sur 10, et même de 1 sur 8.

Le lathyrisme a frappé tous les âges, depuis l'enfance jusqu'à l'âge mûr, dans une proportion qu'il est difficile d'évaluer.

Les hommes sont plus fréquemment atteints que les femmes; c'est tout au plus si l'on trouve 1 femme malade pour 4 ou 5 hommes. Nous croyons devoir attribuer cette différence à ce fait que la femme, par la nature de ses occupations, s'expose moins que l'homme aux refroidissements extérieurs.

Nous avons plusieurs fois observé le lathyrisme chez d'anciens paludiques. Bien que les fièvres intermittentes n'existent pas dans cette région, grâce à son élévation, les habitants n'en contractent pas moins la malaria dans les plaines avoisinantes où ils sont obligés de travailler une partie de l'année.

Le lathyrisme ne se manifeste pas toujours de la même façon; chez les uns, il semble que l'on se trouve en présence d'une lésion systématique des cordons latéraux; chez d'autres, toutes les parties de la moelle semblent atteintes, soit d'emblée, soit consécutivement : le malade présente alors des symptômes plus ou moins modifiés de myélite transverse.

C'est ainsi que le docteur Brunelli (de Rome), dans l'intéressante relation qu'il a faite, au septième Congrès international de Londres, d'une épidémie de lathyrisme, donne cette affection comme un véritable type de tabes dorsal spasmodique; d'autres, au contraire, ont observé, simultanément d'ailleurs avec les symptômes de la maladie de Erb, des amyotrophies, et nous-même avons constaté dans la plupart des cas des troubles de la sensibilité et l'abolition souvent complète du sens génésique.

Nous croyons donc que le principe toxique n'a pas une action élective sur une portion limitée de la moelle, comme on l'a supposé, mais qu'il peut envahir tous les éléments de celle-ci.

Le plus souvent, c'est à la suite d'un refroidissement que la maladie débute. Elle s'annonce quelquefois bruyamment et atteint d'un seul coup son summum d'intensité ; il peut y avoir, dans la suite, des rémissions ; mais le malade n'en est pas moins, dès ce jour, complètement impotent.

D'autres fois, la marche de l'affection est progressive. Toujours à la suite d'un refroidissement, le malade ressent les premiers symptômes de son mal, il éprouve quelques douleurs, il est gêné dans la marche ; la gêne augmente tous les jours jusqu'à ce que la marche soit devenue complètement impossible.

Rarement elle est rétrograde ; il peut survenir des rémissions, comme nous l'avons déjà dit, mais elles sont de courte durée ; l'influence manifestement nuisible de l'humidité rentre de nouveau en jeu et le terrain qui semblait avoir été gagné est vite perdu. Et comment d'ailleurs pourrions-nous espérer une amélioration : les mêmes causes persistant, l'effet doit toujours être le même. Ces populations sont trop fatalistes pour recourir à la seule chance de guérison qui se présente ; les Kabyles accusent les gesses d'être la cause de leurs maux, mais ils n'en continuent pas moins d'en manger ; bien peu font exception à cette règle. Il faut bien dire aussi que la nécessité les y oblige ; leur pauvreté les empêchant de se procurer une nourriture meilleure.

A la suite d'une nuit froide et pluvieuse, le malade constate, à son réveil, que ses membres inférieurs refusent d'obéir à sa volonté : essaie-t-il de se lever, ses extrémités inférieures sont animées d'un tremblement très rapide qui se propage bientôt à tout le corps. C'est là le mode de début le plus fréquent.

Dans d'autres cas, avec les mêmes phénomènes, apparaissent des douleurs en ceinture, un sentiment de gêne et de constriction du ventre, des irradiations douloureuses dans les membres, enfin tous les symptômes prémonitoires de l'ataxie.

Les douleurs ne siègent jamais plus haut que l'ombilic ; le plus souvent elles disparaissent au bout de quelques semaines.

Presque toujours, les symptômes sont plus accusés à gauche qu'à droite, et, d'après les malades, c'est par le côté gauche que débuterait l'affection.

En même temps, il y a de l'hyperesthésie, des sensations incommodes de fourmillements, de piqûres, de chaleur ou de froid. Au bout d'un certain temps, l'hyperesthésie fait place à l'anesthésie, qui est toujours beaucoup plus marquée à la partie antérieure du membre. Mais nous le répétons, ces troubles de la sensibilité peuvent faire complètement défaut.

Peu de troubles du côté des sphincters. Quant au sens génital, il semblerait excité au début. « Les fonctions génésiques sont excitées au début et tombent bientôt à néant pendant tout le cours de la maladie. Ce symptôme est assez difficile à établir; jamais un Arabe n'avouera en public son impuissance, puisqu'elle est un cas de divorce ; pris, à l'écart et questionné adroitement par un ami, se décidera-t-il encore difficilement à avouer la vérité. » (Docteur Bourlier.)

Quelques-uns cependant nous ont affirmé avoir eu des enfants depuis une époque bien postérieure à l'invasion de la maladie. Ce n'est peut-être pas là une raison majeure; mais, comme ces cas correspondaient surtout à des symptômes types de tabes spasmodique, nous croyons que cette assertion était exacte. Ce n'est là qu'une preuve de plus en faveur de la diversité de l'affection.

Une fois la maladie confirmée, elle est caractérisée par des signes constants et des signes inconstants. Les signes constants sont la *parésie*, l'*exaltation des réflexes tendineux*, les *contractures*, d'abord passagères plus tard permanentes. Tous ces accidents sont localisés aux membres inférieurs et toujours accompagnés de tremblements.

Les signes inconstants sont surtout des troubles de la sensibilité.

Dans les cas légers, et ce sont de beaucoup les plus fréquents, le malade marche encore, il est simplement impotent.

Rien n'est plus caractéristique que la démarche. « Quand une jambe doit se mettre en mouvement, il y a une forte projection du corps en avant et latéralement du côté opposé au membre qui va se mouvoir, suivie brusquement d'une contraction dans les muscles des gouttières vertébrales amenant un mouvement de redressement de la partie supérieure du corps; il semble que les hanches qui oscillent et surtout font osciller tout le corps aient à soulever un poids considérable; la jambe reste raide, le genou fléchit peu ou pas du tout; le pied, qui ne peut se redresser, est allongé outre mesure, la pointe tournée en dedans (docteur Bourlier), » les orteils relevés vers la face dorsale. Les genoux pressent fortement l'un contre l'autre, et toute la jambe est animée d'un mouvement de trémulation rapide. Si le malade rencontre un fossé, même peu profond, ou un obstacle, les mouvements deviennent désordonnés, et la chute est imminente si personne ne vient lui offrir un point d'appui solide.

Malgré cet état, l'Arabe vaque à ses occupations; il parcourt même, appuyé sur un long bâton, des espaces relativement considérables. Quelquefois cependant la marche est impossible, le malheureux reste alors accroupi sur sa natte.

Les *réflexes tendineux* sont notablement exagérés au début; un choc sur le tendon rotulien, la torsion du gros orteil déterminent aussitôt des mouvements d'extension très accentués. Dans les cas graves cependant, les réflexes peuvent être complètement abolis.

Les *contractures* siègent surtout du côté des extenseurs; à la jambe, les premiers muscles atteints sont l'extenseur propre du gros orteil, puis le jambier antérieur et enfin l'extenseur commun ; le pied est dans la situation du pied bot varus. Mais la contracture gagne successivement les extenseurs du pied sur la jambe, puis ceux de la jambe sur la cuisse et enfin les fléchisseurs de la cuisse sur le bassin : les adducteurs peuvent être également contracturés.

Les contractures sont d'abord passagères, elles ne surviennent que pendant un mouvement, à la suite d'un choc, mais plus tard elles deviennent permanentes. Dans cet état, la marche ne peut plus s'exécuter que par l'intermédiaire des muscles sacro-lombaires.

La trémulation n'existe qu'à l'occasion d'un mouvement ; assis, le malade paraît en pleine santé ; rien, dans son attitude ni dans sa physionomie, ne fait soupçonner la gravité de son état. Mais ordonnez-lui de lever la jambe ou bien frappez avec la main les muscles du mollet, vous voyez aussitôt un mouvement de trémulation de plus en plus rapide qui se propage de l'extrémité vers la racine du membre et peut même envahir les extrémités supérieures. Les oscillations, d'abord légères, atteignent bientôt une amplitude considérable.

Le phénomène du pied manque le plus souvent.

Les muscles sont animés de contractions fibrillaires, surtout à l'état de repos, qu'il est facile de percevoir avec la main appliquée à plat sur le membre ; on peut les rendre mêmes perceptibles à la vue en comprimant entre ses doigts disposés en anneau une portion de muscle.

Les extrémités inférieures sont seules atteintes ; il est bien rare que les membres supérieurs présentent du tremblement, serait-il même peu accentué.

La contractilité électrique est conservée. « Les courants

d'induction, dans les cas d'intoxication profonde, développent une contracture lente dans les muscles de la cuisse et de la jambe, surtout dans les jumeaux. Mais une fois les pôles enlevés, les phénomènes demandent plus de temps pour disparaitre qu'ils n'en ont exigé pour se manifester ; il reste dans le muscle une masse noueuse, dure, se ramollissant et se détendant lentement. Quelquefois chez des malades très gravement atteints, l'action de l'électricité à haute tension a été nulle (docteur Bourlier). »

Et cependant jamais nous n'avons constaté d'amyotrophie; plusieurs nous ont bien dit avoir considérablement maigri et perdu beaucoup de leurs forces, mais cela s'explique par la nature même de l'affection qui oblige au repos ces gens habitués au mouvement et à l'exercice. L'amaigrissement porte sur tout le corps, sur les membres supérieurs aussi bien que sur les membres inférieurs, sur les muscles contracturés aussi bien que sur ceux qui ne le sont pas; d'ailleurs « nous avons constaté ce défaut d'atrophie sur des Arabes solidement charpentés, à muscles très développés, et malades depuis dix mois, un an et même davantage ». Nous ne voulons pas cependant nier la possibilité de l'atrophie, nous constatons seulement que jusqu'ici nous ne l'avons jamais rencontrée.

Ces symptômes sont quelquefois les seuls qu'il nous ait été donné d'observer; les malades nous présentaient alors des cas types de l'affection décrite par Charcot sous le nom de *tabes dorsal spasmodique*. Mais souvent aussi à ces altérations fonctionnelles se joignent des troubles de la sensibilité. Si, dans quelques cas, la sensibilité au toucher nous a paru intacte, si le froid, le chaud étaient également bien perçus, dans d'autres, la sensibilité était légèrement diminuée, et même, chez un certain nombre, complètement abolie. Ce symptôme se rencontre généralement dans les cas graves. « Un écartement de plus de 5 à 6 centimètres dans les branches du compas ne procurait parfois, quelle que fût la région observée située au-dessous de la ceinture, qu'une seule sensation. Souvent aussi nous avons pu faire pénétrer profondément des aiguilles dans la plante des pieds, les mollets et même dans les cuisses sans déterminer la moindre impression douloureuse. Le malade ne sait quelle est la nature ni la composition du sol sur lequel repose son pied; il est incapable d'apprécier la température des corps que l'on met en contact avec sa peau. » La marche dans l'obscurité ou les yeux fermés devient alors presque impossible. Les réflexes sont abolis et l'ataxie vient manifestement se joindre au tabes spasmodique. On peut constater qu'il existe un retard notable dans la perception des sensations; il peut s'écouler plusieurs secondes avant que le malade puisse juger la nature et la qualité du corps qui le touche.

Ces phénomènes cessent au-dessus de l'ombilic. Les membres supérieurs sont forts et vigoureux; la parole est facile et point du tout embarrassée, l'intelligence est intacte. La vision n'est pas troublée.

Ni escharres, ni troubles trophiques d'aucune sorte. Rien ne vient gêner le fonctionnement régulier des articulations. Pas de troubles du côté des voies digestives: l'appétit est conservé, la digestion se fait régulièrement.

Le sommeil est tranquille à moins que l'humidité ne vienne réveiller les douleurs du début.

La marche de la maladie est essentiellement chronique.

A notre connaissance, il n'y a eu jusqu'à présent aucun décès du fait même de l'affection, qui paraît devoir se prolonger plusieurs années en suivant une marche progressive devant fatalement conduire le malade au tabes et à la mort.

Le pronostic est donc très grave.

Les courants continus, l'hydrothérapie pourraient peut-être améliorer la situation des malades. Jusqu'ici l'application de tout traitement a été complètement impossible chez les malades qui nous occupent.

La prophylaxie seule serait toute-puissante. Puisque l'on connait l'origine du mal, il n'est pas difficile de la détruire. Nous ne saurions donc trop attirer l'attention des hygiénistes sur ces malheureux.

ANATOMIE PATHOLOGIQUE

Nous devons maintenant envisager la nature et le siège probable des lésions anatomo-pathologiques du lathyrisme.

Jusqu'ici aucune autopsie n'a été faite, et il est à supposer, du moins pour ce qui concerne l'Algérie, que l'occasion d'étudier sur le cadavre la nature des lésions se fasse bien longtemps attendre. Les Arabes de ces régions, quelques tentatives que nous ayons faites pour les décider, se refusent obstinément à entrer à l'hôpital; si donc quelques-uns succombent au lathyrisme ou à des affections intercurrentes, il sera de toute impossibilité d'en pratiquer l'autopsie.

A ce défaut, l'autopsie d'animaux intoxiqués pourrait suppléer. Mais les animaux meurent en général trop tôt : le lapin au bout de quelques jours, les grenouilles au bout de quelques heures; les chiens et les cochons seraient certainement ce qu'il y aurait de plus convenable. C'est donc sur les chiens que nous avons expérimenté l'action de la farine de lathyrus.

Mais le temps nous a manqué pour mener à bien notre entreprise, et après avoir déterminé chez ces animaux les symptômes de l'intoxication chronique, il nous a été impossible d'en pratiquer l'autopsie.

Nous en sommes donc réduit à de simples conjectures. Mais la ressemblance du lathyrisme avec les manifestations médullaires de l'ergotisme, dont les lésions ont été bien étudiées ces dernières années, la netteté des symptômes, nous permettent, il nous semble, d'approcher beaucoup de la vérité.

La nature des symptômes nous fait tout d'abord supposer qu'il existe dans le lathyrisme une lésion médullaire analogue à celle du tabes spasmodique ou de l'ataxie locomotrice et siégeant soit exclusivement sur les cordons latéraux au niveau du renflement lombaire, soit simultanément sur les cordons postérieurs. En faisant siéger la lésion sur les cordons latéraux, et quelquefois sur les cordons postérieurs, nous ne croyons pas devoir être contredits? Quant à sa nature, nous pensons qu'il se produit, sous l'influence longtemps prolongée des lathyrus, une modification telle du système vasculaire que, sous l'influence d'une cause déterminante accidentelle, il survient, dans un territoire bien délimité de la moelle, des troubles de nutrition aboutissant à la dégénérescence des éléments nerveux avec ou sans prolifération conjonctive.

Cette expérience est appuyée sur des faits analogues que l'on a observés dans deux intoxications comparables, l'ergotisme et la pellagre.

Dans quatre autopsies de malades qui ont succombé à des affections médullaires développées sous l'influence de l'usage longtemps prolongé de farine renfermant du seigle ergoté, le docteur Tuczec (*Arch. de psychyatrie*), a toujours trouvé des lésions bien limitées aux faisceaux de Burdach; ces lésions existaient à la région lombaire, à la région cervicale et même dans le bulbe; elles consistaient en une hypergénèse de la névroglie avec transformation fibrillaire et dégénérescence granuleuse des éléments nerveux. Quant à la nature même du processus, il a été impossible de la déterminer; le microscope n'ayant pu révéler aucune trace de méningite ni aucune altération vasculaire.

Dans la pellagre, déjà en 1864, M. Bouchard, et, depuis, plusieurs auteurs italiens ont rencontré des altérations médullaires qui, dans le cas de M. Bouchard, consistaient en un degré peu avancé de sclérose médullaire siégeant sur les cordons postérieurs; ces mêmes altérations ont été de nouveau constatées par Brigidi et Bouti (1879).

Pour M. Bourlier, les accidents ne seraient pas dus à des phénomènes de congestion ou d'anémie suivis de dégénérescence scléreuse, mais à une accumulation d'action du poison sur la partie inférieure de la moelle, amenant consécutivement une « perturbation dans le fonctionnement des cordons latéraux. » Il avait été conduit à émettre cette opinion par l'amélioration qui avait paru survenir chez les rares indigènes qui avaient renoncé à l'usage des gesses. Mais cette amélioration ne fut que momentanée; un moment arrêtée, la maladie poursuivit son cours, et cependant le poison devait s'éliminer peu à peu.

Dans sa leçon clinique sur le lathyrisme, en 1873, le professeur Cantani, envisageant surtout les résultats donnés par l'exploration électrique, pensa que c'étaient les muscles qui étaient atteints. Ayant enlevé sur un de ses malades, un morceau des muscles du mollet, il l'examina au microscope et trouva, sur les préparations fraîches, les stries peu distinctes et de nombreuses gouttelettes graisseuses. Sur les préparations faites après durcissement dans l'alcool, les stries paraissaient, au contraire, beaucoup plus distinctement. Mais les figures, beaucoup trop schématiques, qu'il joint à son travail, ne permettent pas d'y reconnaître une lésion bien nette ; aussi ne croyons-nous pas devoir l'admettre. « D'ailleurs, dans une lettre récente que notre maître, M. Charcot, a bien voulu nous communiquer, il semble que M. le docteur Cantani ne serait pas éloigné d'admettre aussi des lésions médullaires. » (Pierre Marie, *Progrès médical*, 1833, p. 84.)

Devons-nous envisager l'affection comme étant de même nature que les paralysies qui surviennent dans l'alcoolisme chronique, l'arsenicisme et d'autres intoxications chroniques, telles que celles par l'oxyde et le sulfure de carbone, par l'opium, etc. ? En d'autres termes, peut-on considérer les lésions comme siégeant tout d'abord à la périphérie des nerfs et ne retentissant sur la moelle que d'une façon secondaire. C'est peu problable ; la marche de ces paralysies est bien différente de celle du lathyrisme ; bien différents aussi sont les symptômes de la maladie confirmée.

PATHOGÉNIE

Jusqu'ici nous avons admis comme absolument certaine l'action toxique des lathyrus. Telle n'est cependant pas l'opinion de tous ceux qui ont écrit sur ce sujet. Les uns ont dénié aux lathyrus toutes propriétés toxiques et n'ont voulu voir dans les accidents qu'on leur attribuait que l'influence du froid et de l'humidité ; les autres, tout en reconnaissant l'action nuisible de la farine de gesses, l'attribuaient, soit à une altération de cette substance, soit à son mélange avec d'autres graines jouissant de propriétés toxiques. Les autres enfin, et nous sommes de ce nombre, affirment hautement les propriétés éminemment toxiques des lathyrus.

Avant de discuter ces diverses opinions, qu'il nous soit permis d'exposer brièvement les caractères généraux des lathyrus et d'en énumérer les différentes espèces qui se rencontrent le plus souvent.

Les lathyrus appelés vulgairement gesses, ou jarosses en français, djilben en arabe, ajilban en kabyle, sont des légumineuses très communes, de la section des papillonacées, tribu des viciées. Ce sont des plantes herbacées à tige assez souvent ailée; à feuilles munies de une à trois paires de folioles, à préfoliation involutée, le plus souvent pourvues de vrilles et toujours de stipules. Les fleurs ont un calice à cinq divisions ou à cinq dents, une corolle papillonacée, dix étamines diadelphes, gousse uniloculaire, linéaire et oblongue, graines à cotylédons épais.

Les espèces les plus répandues sont le *L. sativus*, cultivé dans les jardins d'où il s'échappe souvent pour devenir subspontané, le *L. cicera*, cultivé pour ses graines dont on se sert pour la nourriture des bestiaux, et quelquefois, comme nous l'avons vu, pour la fabrication du pain.

Le *L. cicera* (pois cornu), en arabe *djilben bouguern*, croît abondamment en Kabylie. C'est l'espèce la plus répandue, surtout à partir de la cote 400. Dans le massif, siège de nos investigations, c'est aussi la seule espèce cultivée. C'est à elle qu'il faut rapporter surtout les accidents observés, d'après le docteur Bourlier, auquel nous empruntons la plupart de ces renseignements.

Ce lathyrus existe rarement seul ; il est mélangé le plus souvent avec des hybrides du *L. cicera* et du *L. sativus* ; M. le professeur Battandier a pu s'en assurer en cultivant des graines du *Dj. bouguern;* les fleurs, au lieu d'être purpurines, sont d'un bleu azuré, et, coïncidence curieuse, elles ressemblent exactement à celles du *L. sativus* provenant de céréales venues, l'an dernier, de l'Inde, spécialement de Bombay.

Le *L. sativus* (en kabyle, *Dj. el biod*, pois blanc) est peu prisé par les Arabes ; il vient spontanément dans la plaine, mais les Arabes ne le cultivent pas. C'est lui qui est surtout incriminé dans les épidémies indiennes.

Les Kabyles donnent encore le nom de djilben à plusieurs autres légumineuses qui croissent dans le pays, mais dont ils ne se servent pas ; ils les accusent d'avoir des propriétés nuisibles et malfaisantes. Ce sont l'*Ervum Ervilium L.* (*Dj. kercella*) incriminé aussi par les botanistes et les agronomes français, le *L. purpureus* (*Dj. el-hanech*, pois des serpents), etc.

De tous temps, on a regardé les gesses comme des plantes nuisibles. Notre intention n'est pas de faire un historique détaillé de la question, déjà fort bien fait par M. Hamelin dans le *Dictionnaire encyclopédique des sciences médicales* (art. Gesse). Hippocrate lui-même ; après lui, Columelle, Pline, Dioscoride, et, plus près de nous, Olivier de Serres, les citent comme des plantes malfaisantes. Duvernoy (1770) appelle l'attention sur les gesses qu'il déclare capables de produire une paralysie des membres inférieurs. Dow (cité par Miller, *Dict. des Jardiniers*, 1785) les accuse de déterminer la rigidité des membres. Vilmorin (*Bon Jardinier*) affirme que la jarosse (*Lathyrus cicera*) est un aliment très dangereux pour l'homme, la mort ou des paralysies peuvent être la conséquence de son usage. Yvart (*Dict. d'agriculture*, 1856), Deslongschamps (*Dict. des sciences naturelles* de Cuvier) corroborent cette opinion.

En 1820, le docteur Desparanches (de Blois) adresse un rapport au préfet de Loir-et-Cher, puis à l'Académie royale de médecine sur le danger de l'utilisation de la farine de jarosse pour la fabrication du pain. A la suite de l'ingestion de cette farine des habitants de plusieurs communes du département avaient éprouvé des symptômes graves, consistant surtout en mouvements convulsifs des muscles des cuisses et des jambes, avec faiblesse des extrémités inférieures ou impossibilité de marcher, la progression ne se faisait qu'en trainant les jambes et en portant les pieds en dedans; à la fin, paraplégie complète. (*Bull. des sciences médicales de Férussac*, XVIII, p. 453, 1829.)

En 1861, le docteur James Irwing publie dans les *Indian Annals of medical Science* la relation d'une épidémie qu'il venait d'observer dans le district d'Allahabad. Environ 2.028 habitants avaient été atteints, ce qui donnait une proportion de 1 p. 31,30. Tout le monde était unanime à attribuer les accidents au *L. sativus*. Voici quels étaient les principaux symptômes : paralysie des membres inférieurs d'autant plus prononcée que la quantité de lathyrus ingérée a été plus grande; les pauvres sont plus souvent atteints que les riches, les hommes que les femmes. Début brusque : les malades, qui s'étaient couchés bien portants se réveillent les jambes raides et accusent une grande faiblesse dans la région lombaire. La claudication, qui n'est d'abord que peu marquée, s'accuse tous les jours davantage, pour rendre enfin la marche impossible. Rien aux membres supérieurs. Toujours l'invasion de la maladie a coïncidé avec un froid humide; c'est pendant la saison des pluies que l'épidémie est survenue.

En Italie, les funestes effets des lathyrus ont été aussi observés, et depuis longtemps. Déjà en 1691, Ramazzini a vu dans le duché de Modène beaucoup de malades atteints de faiblesse des membres inférieurs, après s'être nourris de *legumi*, et spécialement de *erro* (sans doute l'*ervum ervilium*). Torgioni Tozzetti attribue les épidémies *di storpio* survenues en Toscane en 1784 et 1785 à l'usage de ces plantes pendant la famine qui désola ce pays à cette époque. Plus récemment, en 1847, Pellicioti a observé une épidémie de ces névropathies survenues dans les Abruzzes par l'usage du *L. sativus*. En 1873, le professeur Cantani (de Naples) en a illustré deux cas dans sa clinique en proposant d'appeler la maladie du nom de lathyrisme, comme on avait donné celui d'ergotisme aux accidents développés sous l'influence de l'ergot de seigle.

En 1880, le docteur Brunelli observe encore à Allatri (en Toscane) onze cas de lathyrisme, dont il fait le sujet d'une intéressante communication au septième Congrès international de Londres. Dans tous les cas qu'il a observés, les malades présentaient manifestement les symptômes du tabes spasmodique : exagération des réflexes tendineux, trépidation, épilepsie spinale, parésie, contractures localisées aux membres inférieurs ; pas de troubles de la sensibilité et des sens, rien du côté des sphincters. Presque tous les malades atteints étaient des hommes. Les premiers symptômes consistaient en faiblesse et en tremblements des jambes; chez quelques-uns, il se manifestait une sorte d'ivresse, surtout après le repas, quand celui-ci était composé de pain fait avec de la farine de lathyrus. Ceux qui changeaient de nourriture dès l'apparition des premiers symptômes en étaient quittes; chez ceux qui continuaient, la maladie faisait de rapides progrès.

Nota. — M. le docteur Grandjean, médecin à l'hôpital militaire de Tenès, a adressé, le 25 juillet 1882, à l'Académie des sciences, un Mémoire sur des accidents d'ataxie déterminés par le djilben el hafech *(Lath. clymemum)* et observés chez des Kabyles. Nous n'avons pas pu prendre connaissance de ce travail.

Enfin, en 1882, le docteur Bourlier fait paraître un travail sur une épidémie de lathyrisme qui a sévi cruellement dans certaines régions du département d'Alger. Suivant cet auteur, l'épidémie a pris des proportions qui dépassent celles de l'Inde. Les environs de Ménerville, les montagnes de Bougie, les environs de Fort National sont atteints. « Des Kabyles m'ont dit que tout leur pays était envahi. » Non seulement en Kabylie, mais encore à Téniet-el-Haad, dans les environs de Ténès, de nombreux cas se sont présentés. « On peut hardiment estimer à plusieurs milliers le chiffre des malades. »

Partout les lathyrus sont directement incriminés : « Voilà notre ennemi, nous disaient des Kabyles, en nous présentant ces plantes. » C'est un fait manifestement démontré pour ces populations qu'elles jouissent de propriétés malfaisantes. « Dans certaines localités de la haute Kabylie, m'a dit le savant maître de conférences pour la langue arabe et kabyle, Si Lounis el Hachemi, ces légumineuses ont la réputation de poisons violents, à tel point que si les chiens ou les chacals, voire même les Krammés (fermiers), s'endorment sur les fanes de ces plantes récoltées par les Arabes, et abandonnées sur l'aire, ils ne peuvent, à leur réveil, faire mouvoir leurs jambes. »

Non seulement l'homme, mais les animaux ont eu à souffrir de ces plantes. En Algérie, des troupeaux de porcs ont été décimés pour avoir pâturé dans un champ de gesses. Dans un cas, sur un troupeau de 60 têtes auquel on avait donné des graines de *Kervella (Erv. ervilium)*, 37 moururent; l'empoisonnement ayant eu lieu la nuit, on ne put en observer les symptômes. Des cas analogues ont été observés en Italie; des porcs qui se nourrissaient exclusivement de plantes fraîches de lathyrus, devinrent, au bout de quelque temps, paralysés des extrémités postérieures; ces faits ont pu être observés par le docteur Ferrares, dans les Abruzzes.

Et cependant, dans certaines régions, on vante l'emploi des gesses pour la nourriture des bestiaux. Non seulement en France, mais encore en Algérie, elle est souvent donnée mélangée à d'autres substances; aux environs de Cherchell et de Ténès, on s'en sert, surtout au moment des labours, mélangée avec trois ou quatre fois son poids d'orge; loin de nuire, elle semblerait agir comme un stimulant énergique; elle augmenterait la force des bestiaux et leur capacité de travail, tout en diminuant le besoin de nourriture.

Comment expliquer cette contradiction? Probablement par ce fait que les gesses sont, dans ce cas, loin de constituer la nourriture exclusive de ces animaux; elles n'en forment que le quart ou le cinquième, et leur usage n'est presque jamais continué toute l'année.

Tout en admettant l'action vraiment nuisible des gesses, quelques auteurs n'ont voulu y voir qu'un fait purement mécanique. Introduites dans l'estomac, elles ne tarderaient pas à acquérir un volume considérable en s'imbibant des liquides ingérés par l'animal. Elles tueraient alors en produisant une distension trop grande des parois stomacales. Le cheval meurt infailliblement, en effet, s'il boit aussitôt après avoir mangé une notable proportion de gesses. Mais à supposer que cette explication soit suffisante dans plusieurs cas de mort subite, elle ne saurait rendre compte des phénomènes de paraplégie observés sans conteste dans certains cas d'intoxication.

C'est pour lever tous les doutes que l'on a eu recours à l'expérimentation.

Depuis longtemps déjà on s'était préoccupé de déterminer expérimentalement les troubles fonctionnels du lathyrisme. Des expériences entreprises sur des chiens, des lapins et des poules par Cottenau et de Coignon, au dire du docteur Desbauts (*Bull. de Chir.*, t. XIX, 1840), paraissent avoir été complètement négatives. Il n'en est pas de même des expériences faites par le docteur Teilleux. Ayant trouvé par l'analyse, dans les graines de *lathyrus cicera*, une matière résineuse, il l'administra, à la dose de quelques grammes, à de forts lapins, et détermina bientôt chez ces animaux une impossibilité absolue de remuer la partie postérieure du corps, ainsi que quelques soubresauts tétaniques, surtout dans le train de derrière. La mort arriva le quatrième jour. (Journal l'*Audience*, 27 juillet 1840.)

Le docteur Brunelli (1881) a nourri des lapins avec de la farine de lathyrus, mais la mort arriva trop vite pour qu'il pût observer la forme morbide de l'empoisonnement chronique. L'auteur ne nous dit pas quels furent les phénomènes présentés par l'animal intoxiqué.

Plus récemment, M. Bourlier, après avoir préparé avec la farine de lathyrus différents extraits éthérés et alcooliques, en injecta quelques gouttes sous la peau de plusieurs moineaux. La mort survenait dix à vingt-quatre heures après l'injection, avec des phénomènes très nets de paralysie localisée surtout aux pattes. « Le phénomène le plus remarquable est, sans contredit, la paralysie des pattes : c'est le symptôme dominant. Au début, les oiseaux marchent avec effort, le bec appuyé à terre et porté aussi loin que possible en avant. » A l'autopsie, légère congestion des méninges et de la pulpe cérébrale ; caillots dans le ventricule. Le cœur s'arrête en systole, les oreillettes sont gorgées de sang ; rien de particulier du côté des autres organes.

Les mêmes injections furent faites à des tortues. A leur suite, on voit presque aussitôt survenir chez cet animal une diarrhée intense, des mouvements désordonnés qui ne tardent pas à diminuer de fréquence pour être bientôt remplacés par une immobilité à peu près complète. Les membres antérieurs se rétractent avec force quand on les tire hors de la carapace ; les membres postérieurs présentent une résistance de moins en moins marquée et finissent par rester allongés. L'animal ne mange plus et finit par mourir au bout de quarante-huit heures.

Nous avons continué ces expériences sur des chiens, au moyen d'un extrait hydro-alcoolique préparé à une température n'ayant jamais dépassé 50°.

Dans un cas, les résultats obtenus nous ont paru assez remarquables pour être rapportés tout au long.

Jeune chien du poids de 8 kil. 500.

Une première injection est faite le 10 janvier, sous la peau du ventre, avec 2 décigrammes d'extrait. Dix minutes après, un peu d'agitation suivie de tremblement

[1] Les graines dont nous nous sommes servi provenaient du djilben bouguern et ne présentaient aucune trace d'altération.

dans les membres postérieurs; ces accidents ont disparu une demi-heure après.

Le lendemain, nouvelle injection de 6 décigrammes. Tremblements dans le train postérieur, puis paraplégie. L'animal refuse toute nourriture.

Le 12, injection de 8 décigrammes, tremblements très prononcés un quart d'heure après l'injection, paraplégie presque complète, une demi-heure après. Dans la soirée, le train de derrière est absolument paralysé, le chien ne peut plus se lever, ses pattes sont agitées de mouvements convulsifs. Cet état a disparu en partie le lendemain, mais la marche reste très difficile. Les cuisses sont fléchies sur le tronc, les jambes fortement étendues; l'animal ne marche plus qu'en sautant.

L'appétit a complètement disparu, l'animal refuse toute nourriture, ce qui nous oblige à interrompre momentanément nos expériences.

Quelques jours après, l'appétit était revenu, mais les accidents paralytiques avaient en grande partie disparu. Nous nous bornons alors à l'administration par la bouche de 3 grammes d'extrait tous les jours, afin de déterminer une intoxication chronique. Malheureusement nous ne pûmes continuer cette expérience.

J'ai repris les mêmes expériences sur trois autres chiens, avec le même succès. Dans tous les cas, les phénomènes de paraplégie avec contractures n'ont jamais manqué de se développer. Malheureusement l'insuffisance du local et le mauvais outillage que nous avions à notre disposition nous ont complètement empêché de poursuivre plus loin cette étude.

Malgré cette lacune, il nous semble ressortir de ces

faits que les lathyrus et plus spécialement le *L. cicera* et des hybrides du *L. cicera* avec le *L. sativus* sont des substances certainement nuisibles tant à l'homme qu'aux animaux. A hautes doses, ils tuent promptement avec des phénomènes de paralysie localisés dans les membres postérieurs, précédés ou non de convulsions.

A dose plus faible, mais longtemps continuée, ils déterminent une intoxication chronique de l'économie, dont nous avons essayé de décrire les symptômes au début de ce travail.

Dans toutes les expériences que nous avons faites, nous tenons à le répéter ici, les graines et la farine dont nous nous sommes servis étaient pures de tout mélange et dans un état de conservation parfaite. Nous n'avons jamais pu y constater la présence d'aucun champignon ni d'aucune autre altération.

Ces résultats acquis, il nous a paru utile de chercher à déterminer la nature du principe actif contenu dans ces plantes et de l'isoler, si c'était possible.

M. Lanessan a, dans sa botanique, avancé que les pois, les fèves et surtout les graines de certaines espèces de lathyrus renfermaient un principe âcre et même narcotique, détruit par la cuisson.

M. Bourlier écrit à la date du 3 juillet 1882 : « Mon avis est que, dans ces graines de légumineuses de la tribu des viciées, si voisine des anagyres (poisons remarquables) existe un principe toxique... Ce principe pourrait bien être un alcaloïde... et, suivant toutes probabilités, un alcaloïde volatil. »

C'est en partant de ces données et sur les conseils de

M. Bourlier que nous nous sommes aussitôt mis à cette recherche.

L'application de la méthode de Stas nous conduisit immédiatement à la conclusion prévue par notre maître ; il existe dans les graines de *lathyrus cicera* un corps volatil, alcalin, présentant les caractères généraux des alcaloïdes et devant, par suite, appartenir à cette classe de composés.

Désirant arriver à un résultat plus précis, nous adaptâmes à la recherche de ce corps le procédé général d'extraction des alcaloïdes volatils. Nous avons distillé en présence de la potasse caustique dans un matras de verre, des graines de *lathyrus cicera* grossièrement concassées. Il se dégage, pendant tout le cours de la distillation un corps très odorant, occasionnant de violents maux de tête et des vertiges. Le produit de la distillation, après traitement par l'acide sulfurique, nous permet d'obtenir deux corps : l'un sirupeux, brun verdâtre, qu'il nous a été impossible de faire cristalliser, soluble dans l'eau, l'éther et l'alcool. La solution aqueuse présente les caractères des alcaloïdes. Le second cristallisé en fines aiguilles incolores, soluble dans l'eau, le chloroforme, insoluble dans l'alcool et l'éther ; sa solution aqueuse présente aussi les caractères des alcaloïdes.

De ces faits nous pouvions conclure que les graines de *lathyrus cicera* renfermaient au moins deux alcaloïdes, mais craignant que la température élevée à laquelle nous avions dû avoir recours, la présence d'une base aussi énergique que la potasse, ne fussent autant de causes d'erreur, soit en donnant lieu à la formation d'ammoniaques composées, soit en altérant l'alcaloïde, nous préférâmes en revenir à l'application pure et simple de la méthode de Stas.

Nous avons toujours eu soin d'opérer à des températures ne dépassant autant que possible jamais 35° à 40°.

Nous avons obtenu un corps de consistance pâteuse, très volatil, possédant une odeur vireuse particulière, bleuissant faiblement le papier de tournesol, insoluble dans l'eau, peu soluble dans l'éther mais suffisamment soluble dans le chloroforme. Traité par l'acide chlorhydrique étendu, il se dissout; la solution précipite avec le réactif de Bouchardat, avec l'iodhydrargyrate de mercure, avec l'acide phosphomolybdique, avec le tannin: les précipités sont solubles dans l'alcool. La liqueur, abandonnée à l'évaporation spontanée, laisse déposer de fines aiguilles brunâtres qui, brûlées sur une lame de platine, ne laissent aucun résidu.

De ces faits il résulte que les graines de *L. cicera* renferment au moins un alcaloïde très volatil, auquel nous avons proposé de donner le nom de *lathyrine*. Il n'a pas été jusqu'à présent en notre pouvoir d'étudier ce corps d'une façon plus approfondie ; nous espérons plus tard pouvoir combler cette lacune.

Ces résultats, nous les avions obtenus à la fin de décembre 1882, bien avant que M. P. Marie ait fait paraître son étude sur les manifestations médullaires de l'ergotisme et du lathyrisme (*Progrès médical* des 27 janvier et 4 février 1883), mais nous ne les avions point encore fait paraître espérant arriver à des résultats plus précis. Ce n'est que le 10 février que nous en avons fait le sujet d'une communication à la Société de Médecine d'Alger.

Quoi qu'il en soit les résultats obtenus par M. P. Marie,

bien que moins complets que les nôtres, viennent les confirmer. Il a trouvé, en effet, que : 1° si l'on fait bouillir les graines de lathyrus pendant quelques heures avec de l'eau aiguisée d'acide chlorhydrique, on obtient une liqueur qui précipite par le tannin et par le réactif de Winckler; 2° distillées avec une solution concentrée de potasse caustique au bain de sable, les graines de lathyrus donnent une liqueur fortement alcaline, donnant les réactions des alcaloïdes. Il en conclut que les graines de lathyrus renferment un ou même plusieurs alcaloïdes.

Cet alcaloïde est une substance relativement peu active, les gesses en renferment, en effet, une très notable proportion, plusieurs grammes par kilogrammes. Ce qui ne doit pas nous étonner si l'on se reporte à ce fait que les lupins renferment 2 et même 4 grammes 0/0 de lupinine (découvert par Liebercher).

La lathyrine est-elle réellement le principe actif des gesses? Nous pouvons affirmer que oui.

Des injections que nous avons faites à des grenouilles ont déterminé des mouvements convulsifs dans les extrémités postérieures de cet animal, suivis peu après de paralysie. A la dose de 0 gr. 02 la mort est survenue au bout d'une seconde.

La lathyrine étant très volatile, il en résulte cette application facile : en chauffant davantage les préparations culinaires, on pourra la détruire et enlever ainsi à la substance toutes propriétés malfaisantes, sans lui faire perdre aucune de ses propriétés alimentaires. C'est ce qui explique pourquoi les galettes, qui nécessitent une température relativement élevée, sont bien moins toxiques que le kouskoussou, cuit simplement à la vapeur. Ses extraits trop chauffés perdent leurs propriétés actives.

Nous croyons avoir démontré : 1° Que le lathyrisme est bien *une intoxication chronique* provoquée par les graines de différents *lathyrus* et notamment du *lathyrus cicera;* 2° que le *lathyrus cicera* renferme un principe appartenant à la classe des alcaloïdes, qui doit être considéré comme la partie réellement active de ces graines.

Il nous reste à examiner quelles influences extérieures contribuent surtout au développement de cette intoxication. Nous avons vu que tout ceux qui se nourrissaient de gesses sont loin d'être atteints par le mal. Nous croyons qu'il y a là une question de tempéraments, d'idiosyncrasie spéciale ; ce n'est pas le seul fait anormal de cet ordre qu'il soit donné de constater. Enfin l'influence du froid est de toute évidence dans le développement de cette étrange affection, si évidente même, qu'elle peut paraître, dans certains cas, la seule cause réelle de la maladie.

OBSERVATIONS

Observation I

Ahmed Mohamed el Hadj, âgé de vingt-cinq ans, habite M'Raiel, où il est né. Sa mère est morte depuis longtemps : son père, cheick de la tribu, n'a jamais été malade ; il a un frère et deux sœurs. Marié depuis trois ans, il a deux enfants dont l'un né seulement depuis huit jours. (J'ai visité ce malade pour la dernière fois le 29 mars de cette année.)

Tous ses parents se portent bien, lui seul est malade ; tous cependant ont mangé du djilben, le plus souvent mélangé avec du blé, sous forme de galette et de kouskousson.

Habitation située sur une hauteur (400 mètres environ au-dessus de la mer). Les murs sont en pierres enduites de mortier, la toiture est recouverte de diss *(ampelodesmos tenax)*, qui pour cet usage remplace avantageusement le chaume. Pas d'humidité apparente.

Le malade est de taille moyenne, bien bâti, encore remarquablement musclé, bien qu'il nous dise avoir beaucoup maigri depuis le commencement de sa maladie. Jusqu'à présent il n'a eu pour toute maladie que les fièvres intermittentes qu'il a contractées, il y a deux ans, dans la plaine et qu'il n'a jamais soignées. Le malade cependant ne présente aucune apparence de cachexie, sa rate n'a rien d'anormal.

La maladie a débuté, il y a onze mois (au mois d'avril 1882), à la suite d'une nuit passée à la chasse et pendant laquelle cet Arabe a eu à subir une pluie torrentielle; à peine rentré dans son gourbi, il a commencé à trembler de tous ses membres, si bien que, trompé par ce symptôme, il a cru au début d'un accès de fièvre. Mais ce tremblement s'est accompagné d'une parésie très marquée avec douleurs dans les lombes, s'irradiant en avant vers l'ombilic, se propageant comme un éclair le long des membres. Depuis ce jour, l'affaiblissement des membres inférieurs est toujours allé en augmentant, la marche est devenue pénible, quelque fois impossible, lorsque des brouillards couvraient les montagnes ou qu'il pleuvait.

Voici quel était son état le 29 mars 1882.

L'Arabe vient vers nous, appuyé sur un long bâton; les extrémités inférieures, animées d'un tremblement très rapide, ont une grande difficulté à se mouvoir; les pieds appuient sur le sol par les orteils, le talon est relevé en haut; la pointe du pied est déviée en dedans. Lorsque le malade est parvenu à grand'peine à détacher ses orteils du sol, sa jambe animée d'oscillations rapides, vient heurter sa voisine et s'embarrasser avec elle. Le genou ne se fléchit pas ou presque pas.

1° Le plus léger coup appliqué sur le tendon rotulien détermine un réflexe exagéré, la jambe est violemment projetée en avant; elle revient en place par des oscillations de moins en moins étendues. La torsion du gros orteil détermine de même une extension exagérée, suivie d'une trémulation très rapide qui se propage vers la racine du membre et ne tarde pas à envahir le membre opposé. En redressant avec la main appliquée à plat les orteils, on ne détermine rien de particulier. Les muscles sont animés de contractions fibrillaires, surtout lorsqu'on les a percutés.

2° L'extenseur propre du gros orteil est fortement contracturé; aussi cet orteil est-il relevé vers la face dorsale du pied : le jambier antérieur est dans un état de contraction évident, ce qui fait que la plante du pied regarde en dedans et en arrière. Pas d'atrophie musculaire.

3° La sensibilité, bien que diminuée, est conservée ; le malade sent également le froid et le chaud, mais il y a un retard notable entre l'impression et la sensation.

A la face antérieure de la jambe, il faut un écartement de 9 1/2 centimètres entre les branches du compas pour déterminer deux sensations ; à la face postérieure l'intervalle se réduit à 6 centimètres. Ce chiffre est dépassé à la région antérieure de la cuisse où il est de 10 centimètres.

4° La sensibilité électrique est émoussée; mais les muscles se contractent encore sous l'influence du courant.

5° Pas de point apophysaire douloureux au niveau des lombes, ni ailleurs : l'application d'un éponge imbibée d'eau fraîche ne détermine rien. Le malade ne souffre plus : de distance en distance seulement, il perçoit quelques rares douleurs fulgurantes.

6° La digestion est bonne, l'appétit est conservé.

7° Au début, le malade nous dit avoir eu de la rétention d'urine. Actuellement il aurait de l'incontinence.

8° La vue, l'ouïe et l'odorat ne sont en rien altérés.

9° Le sens génital parait intact.

Aucune amélioration n'est survenue depuis l'invasion de la maladie ; au contraire, le malade marche plus difficilement de jour en jour. Aucun traitement n'a été fait, si ce n'est quelques cautérisations sur les cuisses exécutées par des rebouteurs kabyles.

En résumé, dans ce cas, nous avons les altérations fondamentales du tabes spasmodique. Nous ne croyons pas qu'il faille attribuer aux troubles sensitifs une importance trop considérable dans ce cas et modifier la diagnostic que nous avons porté de tabes dorsal spasmodique d'origine lathyrique.

Observation II

Mohamed ben Admed el Badani, âgé de soixante ans, habite aussi M'Raiel depuis son enfance. Nous n'avons pu avoir aucun renseignement sur sa famille. Il habite un groupe de maisons comptant une population d'environ trente individus. Il y a trois malades; celui qui fait l'objet de cette observation, un autre homme qui fait l'objet de l'observation suivante et une femme que nous n'avons pu voir.

Nous ne reviendrons pas sur l'habitation, qui est la même dans toute la région qui nous intéresse.

Ce malade, très pauvre, a l'aspect des plus misérables. Il est malade depuis un an environ.

Le malade marche sur la pointe des pieds; les membres inférieurs rigides dans toutes leurs articulations, énergiquement pressés l'un contre l'autre, ne se peuvent séparer qu'à la suite d'efforts où les muscles qui s'insèrent au bassin paraissent jouer le principal rôle et dans lesquels le tronc se renverse fortement en arrière. Les pieds ne se détachent qu'avec peine du sol, il semble qu'un poids considérable les y tienne solidement fixés; ils progressent lentement produisant un bruit de frottement, s'accrochant au moindre obstacle, s'embarrassant souvent l'un dans l'autre. En même temps, ils sont agités par la trépidation, qui ne tarde pas à se propager vers la racine du membre et à imprimer alors à tout le corps une sorte de vibration. Le malade marche ainsi aidé d'une longue canne lentement, péniblement. La rapidité de la trépidation va en augmentant, le malade éprouve de plus en plus une gêne énorme pour détacher son pied du sol, il est obligé de s'arrêter.

Il ne peut plus s'accroupir à la mode des Orientaux, c'est-à-dire les jambes fléchies sur les cuisses et celles-ci dans l'adduction forcée, entre-croisées l'une sur l'autre. Lorsqu'il s'assied, il est obligé de laisser ses membres inférieurs dans l'extension.

Lorsqu'il veut se lever, ce n'est qu'après de longs efforts qu'il parvient à vaincre en partie les résistances que lui présentent ses membres contracturés.

Les réflexes tendineux sont exagérés surtout à gauche; pas de contractures à l'état de repos; trépidations aboutissant à de véritables crises d'épilepsie spinale.

La contractilité électrique est intacte.

Aucun trouble de la sensibilité. Le malade, au début, n'a jamais eu de douleurs. Actuellement il se plaint de souffrir dans ses articulations du pied, du genou et surtout de la hanche.

Pas de troubles du côté des sphincters. Quant au sens génital, nous n'en parlons pas, vu l'âge du malade.

Observation III

Ahmed ben Ali el Bedaoui est âgé de trente-deux ans environ. Son père est mort, il était estropié depuis son enfance et marchait comme lui Nous n'avons pu préciser s'il avait réellement eu la même affection. Marié depuis plusieurs années, il a trois enfants. Pas de frère, mais une sœur. Lui seul, de toute sa famille, est malade.

Il est malade comme les précédents, depuis un an environ. L'affection a débuté au réveil, après une nuit d'orage, par de la parésie accompagnée de contractures et de trépidation. Le malade n'a jamais eu de douleurs, ni dans les lombes, ni ailleurs.

Actuellement : marche, la même que dans les deux cas précédents ; trépidation surtout localisée aux extenseurs, et à gauche ; contractures de l'extenseur propre du gros orteil du jambier antérieur ; exagération des réflexes tendineux. Sensibilité partout bien conservée. Pas de trouble du côté des sens ni du côté des sphincters.

Le côté gauche est sensiblement plus atteint que le droit. Les extrémités supérieures ne présentent rien.

En temps de pluie et de froid, le malade ne peut absolument plus marcher. Les jambes ne peuvent plus se fléchir, et restent absolument rigides dans l'extension et l'adduction, les genoux serrés l'un contre l'autre ; le pied dans la situation du pied bot varus équin. Puis cette aggravation disparaît avec le retour du beau temps.

Observation IV

Mohamed ben Ahmed, âgé de dix-sept ans, de la même déchera que les précédents, mange de la farine de djilben depuis le mois de décembre 1881. Aucun antécédent héréditaire; pas de maladie antérieures.

Dans le courant du mois d'avril, à la suite d'une nuit humide, il a senti à son réveil que ses membres inférieurs n'obéissaient qu'à grand'peine à sa volonté. Il éprouvait en même temps de vagues douleurs dans les lombes. Depuis ce jour, la marche, de plus en plus gênée, est devenue difficile et même complètement impossible par un temps humide. Le 29 mars, à l'époque à laquelle nous vîmes ce malade pour la dernière fois, nous pûmes constater une grande difficulté dans la marche, qui présente les mêmes caractères que chez les précédents malades. Les réflexes tendineux sont notablement exagérés: pas de contractures à l'état de repos; trépidation à l'occasion d'un mouvement: épilepsie spinale. La contractilité musculaire est intacte.

Le malade accuse encore des douleurs en ceinture au niveau de l'ombilic : il y a de l'anesthésie dans toute l'étendue des membres inférieurs et surtout à la plante des pieds, la marche est presque impossible lorsque le malade ferme les yeux ou se trouve dans l'obscurité.

Rien aux membres supérieurs.

Pas de troubles des sens, ni des fonctions digestives.

Les fonctions génésiques sont sensiblement diminuées.

Observation V

Amar, âgé de sept ans, habite M'Raiel: pas de renseignements précis sur sa famille: santé excellente jusqu'à présent. Il mange du djilben depuis le mois de novembre, et est tombé malade pendant le mois de mars. Début lent et progressif; d'abord parésie peu prononcée, puis la marche est devenue de plus en plus difficile. Réflexes tendineux exagérés, trépidation, pas de contractures au repos.

Le malade n'a jamais souffert: la sensibilité est partout bien conservée, l'intelligence intacte. Aucun trouble des sens ni des sphincters.

Les membres supérieurs ne présentent rien de particulier.

Observation VI

Saïd ben Mohamed, âgé de quatre ans, est malade depuis le mois d'avril 1882. Il a mangé du djilben tout l'hiver. Pas de renseignements sur sa famille.

Le début a été brusque : à son réveil, à la suite d'une nuit pluvieuse, le malade s'est trouvé complètement paraplégié. Douleurs légères, localisées surtout au genou. Ses membres supérieurs sont intacts.

Le malade ne peut pas marcher : les réflexes tendineux sont peu marqués, la trépidation est presque nulle et l'on ne peut développer le phénomène de l'épilepsie spinale. La sensibilité est émoussée jusqu'au niveau de l'ombilic.

Ses membres inférieurs sont rigides dans l'extension et dans l'adduction ; le pied est dans la position du pied bot varus équin. La sensibilité électrique est conservée.

Il ne semble pas y avoir eu d'amélioration depuis l'invasion de la maladie, jusqu'à l'époque actuelle (29 mars 1883).

Observation VII

Saïd, âgé de vingt-sept ans, habite M'Raiel ; père et mère vivent encore, non malades. Il est marié depuis sept ans, a trois enfants dont l'un atteint également de lathyrisme. Il a deux frères et une sœur, cette dernière seule est malade. Nous n'avons pu la voir, mais son frère nous a certifié qu'elle présentait les mêmes symptômes que lui.

Tous ont mangé du djilben tout l'hiver tant sous forme de galettes que sous forme de kouskoussou. Comme tous ceux dont nous avons parlé, Saïd s'est réveillé un matin presque complètement paraplégié : il y a de cela huit mois. Depuis ce jour, la marche a été très difficile, et même complètement impossible, dès qu'il y a plus d'humidité que de coutume. Pour ce qui est du reste, c'est le tableau ordinaire du lathyrisme : exagération des réflexes, contractures, épilepsie spinale, trépidation.

Légères douleur en ceinture, plus prononcées à gauche ; pas de trouble de la sensibilité, ni des sens. Fonctionnement normal de l'appareil digestif, pas de trouble du sens génital. La contractilité musculaire est intacte. Rien aux membres supérieurs.

Son fils, âgé de six ans, présente les mêmes symptômes. Comme chez le père, la maladie a débuté au réveil, à la suite d'une nuit humide. De ce jour, il a présenté tous les désordres fonctionnels du tabes spasmodique.

Chez l'un comme chez l'autre, aucune amélioration ne semble être survenue depuis l'invasion de la maladie.

Observation VIII

Mohamed ben Ali, âgé de vingt-cinq ans, habite Djiloula., Ses parents sont morts. Il s'est nourri tout l'hiver de djilben soit pur, soit mélangé avec de la viande ou de la farine, et n'a cessé cette alimentation qu'au mois de février. Il a eu les fièvres intermittentes.

La maladie a débuté brusquement, au mois de janvier 1882, par les jambes, et surtout par la jambe gauche. Le malade s'est aperçu au réveil qu'il ne pouvait faire mouvoir son pied qu'avec beaucoup de peine ; il y avait en même temps de la trépidation. Depuis ce jour, l'affection s'est rapidement propagée à toute l'étendue des membres inférieurs et semble même avoir envahi les extrémités supérieures. Actuellement le malade ne peut presque plus marcher.

Nous ne voulons pas revenir en détail sur chacun des symptômes; il y a, comme dans le cas précédent, exagération des réflexes tendineux, contraction fibrillaire des muscles, trépidation et épilepsie spinale, contractures. La contractilité musculaire est conservée, mais la sensibilité électrique est émoussée, il y a d'ailleurs de l'anesthésie jusqu'aux fausses côtes.

Les extrémités supérieures, contrairement à ce que nous avons vu jusqu'ici, sont agitées, à l'occasion d'un mouvement, d'un tremblement de plus en plus rapide; les mains décrivent des oscillations de plus en plus grandes, mais la direction générale du mouvement n'est pas modifiée. Pas de contractures cependant.

Pas de troubles, soit des sens, soit de la nutrition. Le sens génital paraît aboli.

Observation IX

Rabah ben Mohamed, de Djiloula, âgé de quarante-deux ans, marié, père de trois enfants, est tombé malade ainsi qu'un de ses fils, dans le courant du mois de janvier. Début brusque, la paraplégie a été complète dès l'invasion de la maladie : il y a eu depuis une légère amélioration, mais même actuellement le malade ne marche qu'avec beaucoup de difficulté. Les membres supérieurs sont également paralysés, le malade ne peut mouvoir ses mains qu'à grand'peine, et, dans ce cas, il survient presque aussitôt un tremblement qui empêche le malheureux de saisir quoi que ce soit.

Les autres symptômes sont les mêmes. les réflexes tendineux sont un peu exagérés, les membres inférieurs sont contracturés. La contractilité musculaire est intacte, aucune apparence d'atrophie.

La sensibilité est très nettement diminuée jusqu'à l'ombilic. Le malade accuse des douleurs en ceinture, au niveau des lombes, des douleurs dans les genoux, dans les hanches.

Pas de troubles des sens ni des sphincters. La digestion est bonne, le sommeil conservé.

Observation X

Ali ben Mohamed ben Youssef, de Djiloula, est âgé de vingt ans. Nous ne savons de sa famille que ce fait qu'un de ses frères est également malade. Pas de maladies antérieures ; il a mangé du djilben depuis le commencement d'octobre 1881, il est tombé malade en janvier 1882.

Le malade accuse avoir ressenti au début de la céphalalgie, de la courbature, des douleurs en ceinture et dans les genoux, en même temps qu'il éprouvait, dans les membres inférieurs et dans les membres supérieurs, une faiblesse, une parésie qui s'est accentuée tous les jours davantage. Puis les accidents présentés par les membres supérieurs ont disparu, mais il n'en a point été de même pour les extrémités inférieures. Loin de là, il est survenu, d'abord sous forme d'accès passagers, puis d'une façon permanente, des contractures qui placèrent les jambes dans l'extension et dans l'adduction. A ces contractures, précédées et accompagnées de l'exaltation des réflexes tendineux, s'est ajouté le tremblement, survenant à l'occasion d'un mouvement voulu, tremblement irrégulier, agitant tout le membre de secousses désordonnées.

En même temps, il est facile de faire naître de véritables accès de trépidation et d'épilepsie spinale en redressant la plante du pied ou en tordant le gros orteil.

Mais la contractilité musculaire est intacte, la sensibilité des régions malades considérablement diminuée, les organes des sens ne sont en rien modifiés; la parole n'est point du tout embarrassée, l'appareil de la vision n'a subi aucune atteinte. Rien du côté des sphincters, l'appétit est conservé, les digestions sont parfaites, le sommeil calme et tranquille.

En mars 1883, aucune amélioration, bien que le malade ait renoncé aux djilbens depuis un an environ.

Observation XI

Ahmed ben Sliman, âgé de trente ans, habite Djiloula comme les précédents. Son père, paraît-il, il y a trente ans, a eu la même affection, dont il serait guéri. Un des ses frères est également malade.

La maladie a débuté au mois de mars 1882, sans prodromes et d'une façon très brusque, le malade, à son réveil, s'est trouvé paralysé. En même temps, ses mains étaient agitées de tremblements qui rendaient la préhension très difficile. Mais, depuis, ce phénomène a presque complètement disparu, et c'est à peine si les doigts sont animés de légères oscillations.

Pour les membres inférieurs, la maladie a suivi sa marche

progressive et a toujours présenté le même tableau que dans les cas précédents. Seulement, l'alimentation par les gesses ayant été complètement suspendue, il est survenu une amélioration sensible, malheureusement de trop courte durée, car cet indigène, revu quelques mois après, était encore dans un état déplorable.

Chez son frère, qui est tombé malade quinze jours après lui, l'affection a présenté le même tableau, si ce n'est que les membres supérieurs n'ont jamais été atteints.

Observation XII

Mohamed ben Sliman, de Ben-Achelaff, est âgé de dix ans. Son père et sa mère se portent bien, mais trois de ses sœurs sont également atteintes de lathyrisme. Nous n'avons pus les voir, mais l'entourage nous a certifié qu'elles présentaient les mêmes symptômes que leur frère. Toute la famille a mangé du djilben depuis la fin de septembre, soit seul, soit mélangé avec de la farine de blé. Mais pendant le courant de janvier, ils sont tombés malades à quelques jours de distance l'un de l'autre. Chez Mohamed ben Sliman, le début est passé inaperçu : ce n'est qu'à la longue et par les progrès toujours croissants de la maladie, qu'il s'est aperçu que ses jambes obéissaient de moins en moins à sa volonté et qu'elles étaient agitées, dès qu'il voulait les mouvoir, de tremblements. En même temps, il éprouvait de légères douleurs dans les lombes, se propageant en avant dans l'ombilic, étreignant le ventre comme dans un étau. Sous l'influence de l'humidité, la marche, encore facile en temps ordinaire, devenait pénible et des plus fatigantes.

Les mains sont également tremblotantes, ce qui gêne beaucoup le malade pour la préhension lorsqu'il veut porter un objet à ses lèvres: ses mains oscillent, mais ne perdent pas néanmoins la direction qui leur a été donnée.

L'examen du malade nous permet de constater que les réflexes sont exagérés, les muscles extenseurs du pied sont contracturés et leur sensibilité électrique est notablement diminuée. Il est facile de déterminer de la trépidation et de l'épilepsie spinale.

Pas d'anesthésie, et, d'une façon générale, aucun trouble des autres fonctions de l'organisme.

Observation XIII

Si Sliman ben Hamida, âgé de quarante ans, habitant Ben-Achelaff, s'est nourri comme les autres de djilben ; mais dès qu'il s'est senti malade, averti par l'expérience et plus sage que son entourage, il a complètement renoncé à cette nourriture, qu'il considérait comme malfaisante au premier chef ; a consulté un rebouteur qui l'a cautérisé au fer rouge le long de la colonne vertébrale, au niveau des lombes et en différents points sur les membres inférieurs. Les accidents, loin de progresser, ont disparu peu à peu et le malade a guéri.

Observation XIV

Si Mohamed bel Kami habite aussi Ben-Achelaff. Son père se porte bien, mais son frère est également malade. Pas de maladies antérieures.

Début brusque au réveil ; paraplégie presque complète, contractures. Les réflexes tendineux sont peu marqués ; la contractilité électrique est notablement diminuée. L'anesthésie remonte jusqu'à la ceinture ; le sens génital est aboli. Aucune autre altération.

Observation XV

Si Scherif, âgé de trente-cinq ans, de Ben-Achelaff, marié, père de cinq enfants, dont trois, une fille et deux garçons, sont également atteints de lathyrisme. Tous se sont nourris de djilbens pendant l'hiver et sont tombés malades au commencement du printemps. De tous, c'est le père qui est le plus gravement atteint ; chez lui, la paraplégie est complète et il ne peut, qu'avec les plus grandes difficultés, faire à peine quelques pas.

Début brusque, coïncidant avec un froid humide. Douleurs en

ceinture, parésie accentuée, exagération des réflexes, trépidation, épilepsie spinale, contractures.

La contractilité électrique est intacte. Pas de troubles de la sensibilité et des sens. Les fonctions génitales semblent abolies.

Rien aux membres supérieurs.

Ses fils, moins gravement atteints, présentent les mêmes symptômes. Chez eux, la marche est encore possible. L'un est âge de sept ans, l'autre de quatre. L'âge de la fille nous est inconnu.

Observation XVI

Bakri ben Ahmed, de Talla-Klifa, est âgé de dix-huit ans. Il se plaignait depuis quelque temps de douleurs dans les pieds qui présentaient un peu de gonflement, de tremblement des mains qui rendait la préhension difficile, lorsque, brusquement, pendant le mois de janvier, il constate à son réveil que ses jambes refusent d'obéir à sa volonté ; il se plaint en même temps de douleurs dans les lombes et dans les mollets. Depuis ce jour, la marche est devenue très difficile et fatigante ; le malade a été obligé de renoncer à toute occupation.

Comme chez la plupart des malades, nous constatons chez lui l'exagération des réflexes, des contractures des extenseurs et des adducteurs ; il est facile de provoquer des crises de trépidation et d'épilepsie spinale. Tous les mouvements déterminent des tremblements dans les membres atteints. Les membres supérieurs sont intacts. La contractilité musculaire est conservée. La sensibilité est diminuée, les perceptions sont lentes, le sens génital est aboli.

Aucun trouble dans la sphère des organes des sens, ni du côté du système digestif et des voies urinaires.

Observation XVII

Hadj Ali ***, habitant ***, âgé de quarante-cinq ans, marié, père de cinq enfants, dont deux atteints de lathyrisme.

Toute la famille s'est nourrie de djilbens pendant l'hiver et c'est au commencement du printemps qu'ils sont tombés malades successivement, mais à des intervalles assez rapprochés.

Début lent : parésie d'abord peu prononcée, avec secousses musculaires, tremblement et contractures à l'occasion du moindre mouvement. Les réflexes tendineux sont exagérés ; il est facile de faire naître des crises de trépidation et d'épilepsie spinale.

La contractilité musculaire est conservée. Il n'y a pas de troubles de la sensibilité ni des sens ; peut-être l'abolition des fonctions génitales.

Les membres supérieurs ne sont pas atteints.

Nous passerons sous silence un grand nombre d'autres observations que nous avons recueillies et qui présentent les plus grandes analogies avec la plupart de celles que nous avons citées. Nous désirons éviter ainsi des répétitions inutiles.

Nous espérons avoir suffisamment montré le vaste champ de recherches offert aux observateurs. Le tabes spasmodique est une affection rare dans les circonstances ordinaires : le hasard en a rassemblé un grand nombre dans une région peu étendue. Il est vrai que ce n'est pas chose bien facile que de se livrer à de semblables recherches chez les indigènes, tant parce qu'il est difficile de se faire comprendre d'eux et d'obtenir des renseignements exacts, que parce qu'il a été impossible jusqu'ici de déterminer ces gens à venir se faire examiner à loisir dans les hôpitaux. Il faut donc se transporter dans leurs villages qui sont loin de présenter toutes les qualités désirables pour des investigations aussi délicates.

FIN

TABLE DES MATIÈRES

LYON. — IMPRIMERIE PITRAT AINÉ, RUE GENTIL, 4.

www.ingramcontent.com/pod-product-compliance
Ingram Content Group UK Ltd.
Pitfield, Milton Keynes, MK11 3LW, UK
UKHW021018180726
13838UKWH00004B/1575

9 782329 377698